AF233676

DU TRAITEMENT

PRÉVENTIF

DE LA RAGE

PAR

LE HOANG-NAN

PAR LE Dr F. BARTHÉLEMY,

Ancien Interne des Hôpitaux de Paris, Médecin suppléant
des Hôpitaux de Nantes.

—◦—

NANTES,

Mme Vve CAMILLE MELLINET, IMPRIMEUR DE LA SOCIÉTÉ ACADÉMIQUE,

Place du Pilori, 5.

L. MELLINET ET Cie, SUCC^{rs}.

—

1883

DU TRAITEMENT PRÉVENTIF DE LA RAGE

PAR LE HOANG-NAN

PAR LE Dr F. BARTHÉLEMY,

Ancien interne des Hôpitaux de Paris, Médecin suppléant des Hôpitaux de Nantes.

L'événement de la rue Scribe, qui a ému vivement une partie de la population de notre ville, m'amène à vous faire, plus promptement que je n'en avais l'intention, une communication nouvelle sur le traitement préventif de la rage par l'écorce du Tonkin.

Je vais d'abord rapporter le cas de la rue Scribe, tel qu'il m'a été transmis verbalement par M. le Dr Gafé, médecin principal du malade. Ce fait fournit des arguments à la thèse que j'ai soutenue devant vous l'an passé, c'est-à-dire à la nécessité d'un traitement préventif sérieux, chez tous les individus mordus par un chien enragé ou un animal suspect.

Le sieur Rottureau, marchand de vins, âgé de 35 ans environ, très sobre, d'une bonne santé ordinaire et d'un caractère généralement estimé, a été mordu par son chat le 10 août dernier.

Cet animal, habituellement doux, avait changé d'humeur depuis une quinzaine de jours ; il était devenu triste, se cachait sous les meubles et faisait des efforts de vomiturition lorsqu'on lui présentait à boire ou à manger. Il mordit à la main gauche son maître qui voulait lui donner des soins. L'animal fut mis à mort et examiné ensuite par M. Bougras, vétérinaire, qui ne découvrit point, à l'autopsie, de preuves manifestes de la rage.

Les plaies furent cautérisées au fer rouge, promptement et énergiquement, paraît-il, par M. Berruyer ; elles guérirent en laissant une cicatrice violacée.

La santé de Rottureau n'offrit rien de particulier pendant six semaines. Mais à partir du 24 septembre, le caractère du malade se modifia, il devint triste, inquiet, grognon, voulant renvoyer sans raison ses domestiques. Il eut de la constipation, de l'agitation nocturne, de l'insomnie, des douleurs dans la main blessée s'étendant le long du bras jusqu'au côté correspondant du cou. Puis de la dysphagie et de la spumation se produisirent. Enfin, à la suite d'une nuit plus mauvaise encore que les autres, on envoya chercher le Dr Gafé.

29 septembre, au matin. — Ni le malade, ni la femme, ni l'entourage ne parlèrent au médecin de morsure. Rottureau tenait constamment la main gauche derrière le dos, comme s'il voulait la cacher.

Notre confrère prescrivit une purgation à l'huile de ricin et quinze pilules contenant chacune 10 centigrammes de valérianate de quinine et 2 centigrammes d'extrait de jusquiame.

L'huile de ricin, administrée dans une tasse de bouillon, donna lieu à des crises de dysphagie violentes, que le malade parvint cependant à surmonter grâce à la présence et à l'insistance du médecin. Cette purgation, au reste, fit peu d'effet. Les pilules étaient beaucoup plus facilement avalées. D'une manière générale les solides passaient plus aisément que les liquides.

30. — Persistance de la douleur ; augmentation de la dysphagie et du crachotement qui devient continuel ;

horreur profonde pour tous les liquides : eau, vin, bouillon, lait, horreur exprimée vivement par la parole et par des gestes d'un nervosisme excessif. La vue seule du liquide l'empêche, dit-il, de respirer.

Potion avec 10 grammes de bromure de potassium, qui est avalée sans produire aucune amélioration.

Plusieurs lavements contenant chacun 4 grammes d'hydrate de chloral paraissent soulager le malade.

Des injections hypodermiques de morphine sont faites et bien supportées.

Application, sur les parties douloureuses, d'un liniment au chloroforme et à l'extrait de belladone.

La douleur disparaît du bras et du cou, mais elle descend derrière le sternum. Elle devient horrible en ce point quand le malade essaie d'avaler, car la soif commence à se faire vivement sentir. Le passage d'une gorgée de liquide dans l'œsophage le fait bondir d'un bout à l'autre de la chambre.

M. le Dr Gafé obtient enfin dans la journée, d'un ami de la maison, l'aveu de la morsure. Il prévient immédiatement la femme que Rottureau est, suivant lui, atteint de rage et dans un danger extrême.

1er octobre. — Même état avec augmentation d'énervement, quelques points d'anesthésie cutanée, conservation complète de connaissance. Calme relatif jusqu'au moment où un ami du malade lui parle de la morsure faite par le chat. Alors la scène change. Le malade amène vivement en avant le bras qu'il cachait, montre la cicatrice qui était gonflée, mais non rouverte, et s'écrie : « Si c'est là la cause de mon mal, c'est que je suis enragé ! » Dès lors, l'angoisse et la colère prennent le dessus et bouleversent ses traits. Il en veut aux liquides qu'il ne peut avaler malgré sa soif, aux bouteilles et aux vases qui les contiennent, aux tables qui les supportent. « Puisque vous ne pouvez m'enlever ce que j'ai là, dit-il

— 4 —

aux médecins en se frappant le sternum, sauvez-vous, car je
vais vous faire un mauvais parti ! » Il commande d'éloigner
sa fille de peur qu'il ne la morde.

L'après-midi, la violence redouble, le délire est complet.
Il veut tout casser, tout détruire, et jette l'effroi dans la
maison et dans tout le quartier. On ne se rend maître de lui
qu'avec beaucoup de peine, et on le transporte à l'Hôtel-
Dieu à peu près sans connaissance. Dans la soirée, une
injection de pilocarpine lui est faite et on lui fait même avaler
deux pilules de hoàng-nàn de dix centigrammes. Une amélioration passagère se produit vers dix heures, il reprend
connaissance et demande les siens. Il succombe enfin vers
minuit.

J'arrivai de voyage dans la soirée et appris le fait qui mettait
la ville en émoi. Le lendemain matin, je me rendis à l'Hôtel-
Dieu, armé de hoàng-nàn sous diverses formes, grosses
pilules indiennes, petites pilules d'extrait, solution pour
injections hypodermiques. Il était trop tard.

L'autopsie a permis de constater qu'il n'existait aucune
affection, cérébrale ou autre, qui pût expliquer les symptômes
et la mort en dehors de la rage.

De l'examen de ce fait ressort suivant moi :

1° L'insuffisance de la cautérisation comme traitement
immédiat, cautérisation qu'il est bien difficile d'appliquer à
temps ;

2° L'avantage qu'il y eut eu pour ce malade de suivre un
traitement préventif capable de le reconforter au moral et au
physique, et de combattre les inquiétudes et des terreurs de
la période prodromique ;

3° Enfin la possibilité de lui administrer le hoàng-nàn en
pilules, en poudre, ou même en lavement, au moins pendant
les deux premiers jours de la rage déclarée.

Dans le travail que je vous ai lu l'an passé sur le *hoàng-nàn et la rage,* je disais que M. Lesserteur avait donné du hoàng-nàn à Paris à un grand nombre de personnes mordues par des animaux enragés ou réputés tels ; qu'à Nantes, notre confrère Viaud-Grand-Marais, professeur à l'Ecole de Médecine, et moi, avions, chacun une fois, employé avec succès le même traitement préventif ; je puis aujourd'hui vous citer quelques faits nouveaux.

Troisième cas observé à Nantes.

Le 1er janvier 1883, le Dr Albert Malherbe, professeur à l'Ecole de Médecine, fit la rencontre à Chantenay de M. X... qui venait d'être mordu à la main par un chien enragé. Plusieurs crocs étaient bien marqués à la base des doigts. Notre confrère conduisit immédiatement le blessé chez le pharmacien le plus proche et cautérisa soigneusement les plaies à l'aide de l'acide sulfurique. Cette cautérisation eut lieu quinze minutes environ après l'accident.

Puis il soumit M. X... au hoàng-nàn à dose progressive au moyen de paquets de vingt-cinq centigrammes, augmentant d'une quantité égale chaque jour. Quand il fut rendu à cinq ou six paquets, le patient en eut assez, il se trouvait tout abruti, remuait avec peine ses membres raidis ; il ne savait plus où ils étaient. En présence de ces phénomènes réaction-nels, le hoàng-nàn fut cessé. La santé est restée excellente jusqu'à ce jour.

Quatrième cas observé à Nantes.

La femme L..., âgée de 46 ans, quelque peu nerveuse, atteinte il y a dix ans d'un rhumatisme articulaire généralisé, à la suite de laquelle elle a conservé plusieurs petites articulations des doigts gonflées et déformées et l'articulation du poignet gauche raide et comme ankylosée, fut mordue le

16 juillet dernier par son chien à l'avant-bras droit et au poignet gauche. La première blessure a saigné notablement, la seconde fort peu. Le chien, animal de forte taille, avait été mordu lui-même quelques semaines auparavant par un chat qui disparut du quartier. Depuis sa morsure le chien était devenu triste, hurlait d'une manière lamentable, se cachait sous les meubles, et les quatre derniers jours ne mangeait ni ne buvait. Sa maîtresse ayant voulu l'attacher pour le faire abattre, il se jeta sur elle, la mordit cruellement, et la couvrit de bave. Examiné par un employé de M. Abadie, vétérinaire du département, il fut déclaré enragé et mis à mort.

La femme L... passa les deux premiers jours dans une insouciance invraisemblable, sans laver ni cautériser les plaies, sans changer même les vêtements contaminés.

Le 18, cependant elle alla voir M. Baré, pharmacien, qui toucha les plaies avec de l'ammoniaque et appliqua un pansement à l'eau phéniquée.

Le 20, elle rencontra notre confrère Grimaud, son médecin ordinaire, qui jugea le cas grave et me l'adressa.

Le bord radial de l'avant-bras droit présente vers le tiers inférieur une plaie de trois centimètres portant l'empreinte de deux crocs ; le fond suppure, les bords sont d'un rouge sombre. Au bord radial du poignet gauche, petite plaie de un centimètre, bords rouges, fond crouteux.

La malade n'a pas été à la selle depuis l'accident ; elle commence à s'inquiéter vivement, elle me supplie de la conserver à ses cinq enfants, elle ne voudrait pas mourir dans les étouffements de la rage.

Traitement. — A l'extérieur, je fais nettoyer les plaies, enlever les croutes, puis appliquer chaque jour un pansement à l'aide de la pommade suivante :

Vaseline, 15 grammes.

Extrait acéto-alcoolique de hoàng-nàn, 1 gramme.

A l'intérieur, j'ordonne une purgation pour le lendemain avec sulfate de magnésie, 30 grammes, purgation qui agit énergiquement. Je fais commencer immédiatement l'usage du hoàng-nàn à l'aide de grosses pilules tonquinoises pesant 0^g,66 en moyenne et contenant la moitié de leur poids de hoàng-nàn, un quart de réalgar, un quart d'alun. Les pilules fragmentées et écrasées, furent prises ainsi qu'il suit :

Le 1er jour, 20 juillet, 1/4 de pilule.

Le 2e jour, 1/2 pilule représentant 0^g,165 de h.-n.

Le 3e jour, 3/4 de pilule.

Le 4e jour, 1 pilule représentant 0^g,33 de h.-n.

Le 5e jour, 1 pilule 1/2.

Les 6e, 7e et 8e jours, 2 pilules représentant 0^g,66.

Les 9e, 10e et 11e jours, 3 pilules représentant 0^g,99 par jour.

Ce qui fit 19 pilules en onze jours, pesant 12^g,50 et représentant 6^g,27 de hoàng-nàn. L'estomac supporte bien le traitement, la langue est belle, l'appétit ordinaire, les évacuations faciles et multipliées.

Le 23, à la dose de 0^g,33 de hoàng-nàn, la femme L... accuse une sensation de chaleur répandue dans tout le corps avec sentiment de bien-être ; le visage est coloré, les extrémités chaudes, ce qui n'avait pas lieu habituellement depuis son rhumatisme. Les mouvements sont plus faciles dans les jointures malades, particulièrement au poignet gauche, qui recouvre les mouvements de flexion et d'extension. Le sommeil est d'un calme inusité. Elle se sent plus heureuse, dit-elle, qu'elle n'a jamais été. Elle s'occupe activement de son travail de ménagère. Le seul phénomène désagréable qu'elle attribue au hoàng-nàn, c'est une sensation de chaleur à la tête et des bourdonnements d'oreilles plus marqués à droite.

Les plaies ont bonne mine, l'aréole inflammatoire a presque entièrement disparu.

Le lendemain soir, des gamins, cet âge est sans pitié, la poursuivent dans la rue en l'appelant la femme enragée, la femme enragée ! Il en résulte une mauvaise nuit avec cauchemars et oppression, elle rêve sang et loup.

Cet incident n'eut pas de suite ; la confiance et la sensation de bien-être reprirent le dessus.

Le 28, rien de particulier. Enchantée d'être débarrassé des rhumatismes, elle continue à dire qu'elle est très heureuse.

Le 30, dans la soirée, la femme L.... vient me voir et me raconte qu'elle sent comme des cordes qui lui tirent dans tous les membres, des raideurs dans le cou qui lui tiennent la tête fixe, quelques crampes douloureuses même dans les parois de la poitrine, des bourdonnements d'oreille, des vertiges ; au reste, besoin de marcher et d'agir avec absence de sensation de fatigue.

Ces phénomènes physiologiques me parurent suffisants et je fis cesser l'emploi du hoàng-nàn. La plaie de gauche est cicatrisée, celle de droite ne l'est pas entièrement. La pommade est continuée jusqu'à guérison complète.

Les circonstances nous avaient paru tellement favorables à l'inoculation du virus, qu'en dépit du traitement préventif nous n'étions point complètement rassurés pour l'avenir.

Je fis donc préparer, en vue d'accidents rabiques, aigus et de dysphagie ne permettant l'administration du hoàng-nàn sous la forme ordinaire, de petites pilules de 5 centigrammes d'extrait acéto-alcoolique, et une solution pour injections hypodermiques, ainsi dosée :

Extrait de hoàng-nàn............ 0ᵍʳ 75
Eau distillée.................... 8 »
Alcool .... 2 »

Cet extrait est dû a l'obligeance de notre savant confrère

Andouard, professeur de chimie à l'Ecole de Médecine ; il
est quatre fois plus actif que la poudre. Quant à la solution,
1 gramme contient 7 cent. 5 d'extrait, représentant 30 centigrammes de poudre environ.

Je mets ces différentes préparations à la disposition de mes
confrères, afin qu'ils puissent s'en servir le cas échéant (1).

Pour la confection des pilules d'extrait, j'ai recommandé
au pharmacien d'employer la poudre de guimauve et non la
poudre de réglisse. Ce détail paraîtra peu important, il a
cependant sa raison. Au Tonkin, lorsque l'on doit administrer
le hoàng-nàn, à doses rapprochées et élevées, pour la
morsure de certains serpents ou pour la rage déclarée, on a
soin de préparer, en même temps, une décoction de racines
de réglisse qu'on s'empresse de faire avaler si les phénomènes toxiques de la plante dépassent le degré qu'on voulait
atteindre. Les Missionnaires affirment que l'action du hoàng-
nàn est ainsi notablement atténuée et contenue dans une
juste mesure.

J'ai trouvé la confirmation de cette opinion dans un travail
de M. Roussin, sur le principe sucré de la racine de réglisse,
glycyrrhate d'ammoniaque, glycyrrhine ou, plus simplement,
glyzine. « Le pharmacien et le médecin, dit M. Roussin,
auront toujours sous la main dans la glyzine ammoniacale *un
antidote analogue au tannin,* mais plus agréable, plus inof-
fensif et, vu sa constitution saline, précipitant mieux que
ce dernier et par une double décomposition régulière, les
solutions métalliques et les sels d'alcaloïdes végétaux. »
(*Union pharmaceutique,* août 1875.)

La dernière observation que j'ai à vous soumettre vient

(1) On peut se procurer facilement du hoàng-nàn en poudre à Paris,
à la pharmacie centrale, rue de Jouy, 7 ; à Nantes, chez plusieurs phar-
maciens, MM. Baret, Bossis, Couillaud, etc.

des environs de Pondichéry. Je l'extrais textuellement d'une lettre d'un missionnaire français, le P. Féron, lettre qui m'a été communiquée ces jours derniers par M. Lesserteur :

« Dans les premiers jours du mois de mai, une pariate du village de Yerreyour, nommée Saveria, fut mordue par un chien enragé. Suivant l'usage des Indous qui se croient morts sitôt qu'ils voient leur sang couler, elle n'eut rien de plus pressé que de l'arrêter en mettant sur la plaie de la chaux vive ; ce qui a l'inconvénient de rendre la blessure beaucoup plus difficile à guérir. Mais ils y tiennent et ce n'est pas vous qui les y ferez renoncer.

» Elle vint ensuite se faire panser chez moi. J'enlevai le mastic formé par la chaux ; mais que faire ? La morsure, assez profonde, était sur le dos de la main ; la cautériser avec un fer rouge, c'était certainement estropier la malade sans grand espoir de détruire le virus. Je me bornai à la laver avec l'ammoniaque et à panser avec du cérat saupoudré de hoàng-nàn. J'en avais vu de bons effets pour la gangrène causée par la morsure des serpents à venin mortel mais lent; dans le cas présent, cela ne pouvait pas faire de mal.

» Etait-il à propos de donner immédiatement le hoàng-nàn à l'intérieur ? Il me sembla que non, parce que le virus n'étant pas développé, le remède ne trouverait pas l'ennemi à combattre, se porterait sur les organes sains et simulerait une fausse guérison. Néanmoins, je donnais 45 centigrammes de hoàng-nàn en poudre, hoàng-nàn seul, avec un peu de vinaigre. Mes prévisions se réalisèrent complètement. (La malade éprouva les phénomènes nerveux que produit habituellement le hoàng-nàn.) Le lendemain, nouvel essai, résultat semblable. Il semblait qu'il n'y avait pas de virus ; dès lors je cessai et attendis en continuant à panser la blessure avec le cérat seul.

» Mais le douzième jour, je crois, des symptômes inquiétants se manifestèrent : douleur vive dans le membre mordu, fièvre, vertiges et je ne sais quoi encore, car elle ne savait pas assez bien s'expliquer pour que je puisse la comprendre entièrement.

» Je pensai que le moment était venu, et je donnai le hoàng-nàn à la même dose que précédemment (45 centigrammes). En peu de temps tous les symptômes disparurent.

» Le soir et le lendemain, pas de hoàng-nàn. Elle se sentait bien.

» Mais le jour suivant, les symptômes reviennent. Nouvelle dose de hoàng-nàn : les symptômes disparaissent. Le soir, je renouvelle le remède.

» Le lendemain, matin et soir.

» Le troisième jour, encore matin et soir. Elle se sentait bien ; le hoàng-nàn avait trouvé l'ennemi et était tout occupé à le combattre.

Mais le quatrième jour, après la prise du matin, elle en eut assez. Le remède vainqueur et inoccupé la tracassait.

» Il y a de cela huit jours ; elle va bien et ne veut pas prendre de remède, elle sent qu'elle en a assez. J'aurais pourtant désiré lui en faire prendre encore une dose, parce que les effets du remède n'ont pas encore été jusqu'à lui causer les mouvements nerveux dans la mâchoire, qui sont le signe le plus certain du moment auquel il faut s'arrêter : il n'y a pas eu moyen. S'il y a du nouveau, je vous le dirai. »

Aux dernières nouvelles il n'y avait rien de nouveau pour Saveria, elle allait très bien.

En résumé, Saveria a pris au début 90 centigrammes de hoàng-nàn en deux jours; puis, du douzième au dix-septième jour, 3 grammes 60 de hoàng-nàn, soit, en tout, 4 grammes 50 pour le traitement préventif, auxquels il faut ajouter le pansement de la plaie par le cérat au hoàng-nàn.

Je m'empresse de reconnaître que ces dernières observations sont beaucoup trop récentes pour avoir une grande valeur, aussi je m'engage à vous en communiquer les suites quelles qu'elles soient.

CONCLUSIONS.

Mes conclusions seront nécessairement les mêmes que l'an passé.

L'idée de l'incurabilité de la rage, qui réduit le malade au désespoir et diminue par là même sa force de résistance, doit être énergiquement combattue.

Tout individu mordu par un animal suspect doit être soigné.

Le *traitement immédiat* par les lavages et la cautérisation est excellent, mais non suffisant, à cause du défaut de promptitude dans l'emploi des moyens.

Le *traitement in extremis,* tel qu'on est appelé à le faire habituellement dans les hôpitaux, paraît, jusqu'ici, présenter peu de chances de succès.

C'est donc sur le *traitement préventif* qu'il faut concentrer tous nos efforts. Les observations, citées par moi cette année et les années précédentes, tendent à démontrer que le hoàng-nàn, relevant merveilleusement le moral et les forces, répond aux indications principales qu'il s'agit alors de remplir.

Le hoàng-nàn administré à doses progressives est bien toléré. En commençant par dix à quinze centigrammes de poudre et augmentant chaque jour d'une quantité égale, on peut, sans inconvénient, l'élever chez l'adulte jusqu'à un gramme ou un gramme cinquante par jour, suivant la force des sujets.

Nantes, le 5 octobre 1883.

Imp. vᵉ Camille Mellinet, pl. Pilori, 5. — L. Mellinet et Ciᵉ, sucrs.